Abnehmen nach dem Figur-Typ

Alina Koch

INHALT

KÖRPERFORMEN

Wäre es nicht schön, in den Spiegel zu schauen und einen Hinweis auf deine individuellen Ernährungsbedürfnisse zu bekommen und zu ermitteln, welche Diät die richtige für dich ist? Du kannst es zumindest bis zu einem gewissen Grad.

Wir alle haben von Äpfeln und Birnen gehört. Diese Bezeichnungen weisen auf unterschiedliche Muster der Fettspeicherung im Körper hin. Äpfel lagern ihr Fett im Bauch bzw. im Zentrum, wohingegen Birnen das Fett im Unterkörper aufbewahren.

Die begehrtesten Körperformen sowohl bei Männern als auch Frauen sind die Sanduhrform der Frau und die V-Form des Mannes. Darüber hinaus sind dies auch die Körperformen, welche die Gesundheit am meisten fördern.

Es ist wichtig zu bedenken, dass man Gewicht verlieren kann, aber nicht zwangsläufig nur Fett verliert. Viele Menschen verlieren auch eine erhebliche Menge an Muskelmasse. Bei einer kalorienarmen Ernährung in Kombination mit Ausdauersport wird der Körper unvermeidlich auch mageres Muskelgewebe verbrennen.

Dies beeinträchtigt den Stoffwechsel, da der Grundumsatz (die im Ruhezustand verbrannte Energie) entscheidend durch die Muskulatur beeinflusst wird.

Der Muskelabbau im Laufe einer Diät ist einer der bedeutendsten Faktoren, der die Gewichtszunahme und Überkompensation verursacht. Aus diesem Grund ist die Mehrheit der Menschen, die diese Diäten befolgen, am Ende noch dicker als vor Beginn der Diät.

Das Kalorienzählen bewirkt nicht unbedingt eine Veränderung der Körperform. Zumindest nicht in die gewünschte Richtung. In vielen Fällen kann ein übergewichtiger Apfel oder eine übergewichtige Birne eine kleinere, aber auffälligere Silhouette entwickeln.

Die Frage ist, woher weiß man, dass man in die gewünschte Richtung steuert und die Wunschfigur erreicht? Wie lässt sich feststellen, dass die erzielten Veränderungen tatsächlich den Fettabbau betreffen und wie kann man die Körperform umgestalten?

Bei Frauen werden 2 Punkte bewertet: Das Verhältnis von Taille zur Brust (Apfelpunkt) und das Verhältnis von Taille zu Hüfte (Birnenpunkt). Die Körperform einer Sanduhr zeigt das ideale Verhältnis für beide Punkte im Bereich von etwa 0,7. Dies ist der begehrenswerteste Frauenkörper nach männlicher und weiblicher Einschätzung.

Wenn das Verhältnis von Taille zu Brust oder Taille zu Hüfte näher an 0,8 heranrückt, ist dies ein Zeichen dafür, dass Frauen zunehmend apfelförmiger werden. In vielen Fällen tritt dies nach der Menopause auf, auch ohne Veränderung des Körpergewichts.

Sobald das Verhältnis von Taille zu Hüfte unter 0,7 fällt und sich dem Wert von 0,6 annähert, werden Frauen immer birnenförmiger. Um negative Veränderungen zu verhindern, kann die Messung des Birnen- oder Apfelpunktes, z. B. während einer Diät, in regelmäßigen Abständen vorgenommen werden.

HORMONE UND DIE KÖRPERFORM

Betrachtet man die einzelnen Formen des männlichen und weiblichen Körpers und die nachgewiesenen klinischen Wirkungen des Hormonersatzes auf Männer, Frauen und Transsexuelle, so lässt die Körperform Rückschlüsse auf den hormonellen Zustand zu.

Frauen haben in der Regel eine kleinere Taille und mehr Fett an der Hüfte, den Oberschenkeln und der Brust. Östrogen und Progesteron hängen sehr stark damit zusammen. Östrogen ist weitgehend verantwortlich für eine größere Fettspeicherung um die Hüfte und Oberschenkel, während sowohl das Östrogen als auch das Progesteron den Brustumfang beeinflussen. Männer, auf der anderen Seite, sind in der Regel viel schlanker an den Armen und Beinen und speichern mehr Fett im Bauchbereich.

Durch die monatlichen Hormonschwankungen während des Menstruationszyklus wissen Frauen aus der Praxis, dass Hormone ihr Wohlbefinden, ihre Leistungsfähigkeit und ihr Aussehen beeinflussen. Sie scheinen intuitiv zu verstehen, dass Hormone eine Rolle bei der Bestimmung spielen, inwieweit sie Fett speichern oder verbrennen und wo es im Körper abgebaut oder gesammelt wird. Um zu verstehen, warum Frauen so verschieden sind, muss man ihre Hormone verstehen.

Der erste Tag der Monatsblutung ist der erste Tag des Menstruationszyklus. Dieser kann in zwei Phasen unterteilt werden, die Follikelphase und Lutealphase. Der Eisprung (die Freisetzung einer Eizelle aus den Eierstöcken) trennt diese beiden Teile des Zyklus. Die Follikelphase ist mit einem höheren Östrogenspiegel im Vergleich zu Progesteron verbunden, während es sich bei der Lutealphase umgekehrt verhält. Die relativen Anteile dieser beiden Hormone können einen Einfluss auf den Fettabbau und die Gesundheit einer Frau haben.

Ein wichtiges Maß für den Fettabbau bei Frauen ist der Östrogen- und Progesteronspiegel und die Wechselwirkung dieser Hormone mit anderen Hormonen wie Cortisol oder Insulin. Genauso wie ein Blick auf den Bauchumfang eines Mannes etwas über seinen Testosteronspiegel aussagen kann, zeigen breitere Hüfte und dickere Oberschenkel einer Frau, höhere Östrogenniveaus im Vergleich zu Progesteron an. Umgekehrt könnten große Brüste, schmale Hüfte und schlanke Oberschenkel das umgekehrte Verhältnis dieser Hormone verraten.

Daneben bestehen noch andere Varianten der Fettspeicherung. Manche Menschen neigen zu großen Fettpolstern seitlich unter den Achseln und auf der Rückseite der Oberarme. Es gibt Menschen, die das Fett als Hüftspeck aufbewahren, andere eher im vorderen Bauchbereich, an der Rückseite der

Beine oder seitlich der Hüfte. Wieder andere sammeln ihr Körperfett überwiegend im oberen Rückenbereich.

Natürlich speichern auch viele Menschen überall Fett ohne erkennbares Muster. Vermutlich weißt du bereits, an welchen Stellen du tendenziell Fett aufbewahrst. Was aber macht diese örtlich begrenzte Fettspeicherung aus?

Hormone steuern nicht nur den Energieverbrauch des Körpers, sondern auch den Aufbewahrungsort von Körperfett. Dieses Thema bleibt jedoch umstritten. Aus diesem Grund sollte man sorgfältig prüfen, ob die Hormone wirklich alle Aspekte einbeziehen können.

Hormone wirken je nach ihrem Zusammenspiel mit anderen Hormonen unterschiedlich. So ist zum Beispiel das Verhältnis von Insulin zu den Katecholaminen (Adrenalin und Noradrenalin) eine wichtige Bestimmungsgröße bei der Fettspeicherung. Wenn das Insulin zusammen mit Katecholaminen erhöht ist, wird weniger Fett gespeichert.

Eine übermäßige Fettspeicherung wird zum Problem, wenn der Insulinspiegel ungehindert durch Katecholamine ansteigt. Fehlt die fettverbrennende Wirkung der Katecholamine, kann die fettspeichernde Wirkung des Insulins unkontrolliert weiterlaufen. Man kann die Wirkung eines Hormons nicht nachvollziehen, ohne die Wirkung anderer zu berücksichtigen.

Aus diesem Grund ist die Lokalisation einer Körperstelle über ein bestimmtes Hormon nicht immer sinnvoll. So wird etwa Testosteron als Hormon angesehen, welches bei Männern die Fettspeicherung um die Mitte herum reduziert. Bei

Frauen dagegen kann es sogar das Bauchfett erhöhen, wenn es zu hoch ist im Verhältnis zu Östrogen.

Man kann es übrigens in der Praxis beobachten, wenn man die transsexuelle Bevölkerung untersucht. Frauen, die sich einer Hormontherapie unterziehen, um männlicher zu werden, nehmen große Mengen Testosteron zu sich und bemerken, dass ihre Brüste schrumpfen und sich ihre Arme und Beine straffen. Dies hängt mit dem Verhältnis von Testosteron zu Östrogen und Progesteron zusammen.

Die Rückseite der Oberarme und die Brust geben einen Rückschluss auf das Testosteron / Östrogen-Verhältnis. Ein Mann, welcher einen „Männerbusen" entwickelt, könnte einen niedrigen Testosteronspiegel aufweisen, zu viel Östrogen produzieren, einen hohen Prolaktinspiegel haben oder an einer Schilddrüsenunterfunktion leiden.

Das Nichtbeachten, wie alle diese Hormone diesen bestimmten Körperbereich beeinflussen können, führt zu Unklarheiten. Es reicht also nicht aus, zu wissen, wie ein Hormon selbst wirkt, sondern man muss auch wissen, wie es mit anderen Hormonen interagiert, um das Problem zu lokalisieren.

Trotz der Unübersichtlichkeit von Hormonen lassen sich einige Gemeinsamkeiten über die Körperform bzw. der Speicherung von Fett im Körper beobachten. Es ist wichtig, diese Tatsache nicht als eine exakte Wissenschaft an-zunehmen. Diese Erkenntnisse basieren auf wissenschaftlicher Forschung, der Auswertung der Hormonspiegel sowie der beobachtbaren Fettspeicherungsmuster.

FIGURTYPEN

Sanduhr

Die begehrteste Körperform ist die Sanduhrform. Männer und Frauen bevorzugen diese Körperform, weil sie perfekt proportioniert und kurvenreich ist. Sie ist der Inbegriff von Schönheit und Weiblichkeit. Die Sanduhrfigur ist rund und geschwungen, mit einer gut ausgeprägten Taille, voller Hüfte, großzügigen Oberschenkeln und Brüsten.

Merkmale

- Optimales Taillen-Hüft-Verhältnis von etwa 0,7
- Optimales Taillen-Brust-Verhältnis von etwa 0,7
- Hüft- und Brustumfang stehen im ausgewogenen Verhältnis zueinander
- Die Taille ist wunderschön geformt
- Die Schultern sind geschmeidig abgerundet und harmonieren mit der Hüfte
- Die Taille ist auffällig und die Hüfte verläuft anmutig nach außen

- Das Gesäß ist wahrscheinlich rund und hat ein attraktives Seitenprofil

Erdbeere

Die Erdbeere oder V-Form ist viel häufiger als angenommen. Oftmals erkennen Frauen ihre V-Form nicht, weil sie den Eindruck haben, sie hätten eine breite Hüfte, selbst wenn diese relativ schmal ist.

Merkmale

- Niedriges Hüft-Brust-Verhältnis
- Die Schultern sind breiter als die Hüfte
- Das Hauptmerkmal sind die unterschiedlichen
- Größenverhältnisse von Schultern und Hüfte
- Der Oberkörper und Brust sind im Vergleich zum Rest des Körpers oft sehr ausgeprägt.

Banane

Bananen sind meist schlank, haben aber oft einen kleinen Kugelbauch. Dieser Körper-Typ hat eine eher schlaksige Figur mit langen Armen und Beinen. Im Gegensatz zu den athletischen Körperformen haben Bananen Schwierigkeiten Muskeln aufzubauen (ektomorpher Typ).

Merkmale

- Hüft- und Brustumfang stehen im Gleichgewicht
- Die Taille ist nicht besonders ausgeprägt
- Das Gesäß ist wahrscheinlich eher abgeflacht als rund

- Bei einer Gewichtszunahme würden sich die Kilos in der Regel gleichmäßig über den gesamten Körper verteilen (leicht beschleunigt im Abdominalbereich)
- Die Unterschenkel bleiben grundsätzlich geschmeidig

Birne

Die meisten Frauen haben eine Birnenform. Das bedeutet, dass der breiteste Teil des Körpers unterhalb der Taille um die Hüfte herum liegt. Der erste Ansatzpunkt, um dieses Ziel zu erreichen, ist die Balance zwischen Hüfte und Schultern, bei gleichzeitiger Betonung der Kurven.

Merkmale

- Niedriges Taille-Hüft-Verhältnis
- Hohes Hüft-Brust-Verhältnis
- Die Taille ist schön geformt
- Der Hals ist geschmeidig und die Arme und Schultern sind verhältnismäßig schlank
- Bei einer Gewichtszunahme würden sich die Kilos hauptsächlich an den Beinen und um die Hüfte verteilen

Apfel

Der Apfel-Typ zeigt kaum Unterschiede in den Maßen von Brust, Taille und Hüfte (wie die Banane). Der auffälligste Teil des Körpers ist der Oberkörper, speziell der Bauch.

Merkmale

- Breite Schultern und ein rel. voller Brustumfang
- Die Hüfte ist schmal und der Bauch ist ausgeprägt
- Es besteht eine Tendenz zur Gewichtszunahme am Bauch, Rücken und Oberkörper
- Die Taille ist nicht ausgeprägt und der breiteste Teil des Körpers
- Der Hals und das Gesicht sind voll und relativ kurz
- Das Gesäß ist relativ flach
- Verhältnismäßig schlanke, wohlgeformte Beine und Arme

LEBENSMITTEL UND HORMONE

Apfel- und Birnen-Typen veranschaulichen zwei verbreitete Praxisbeispiele von Körpertypen im Zusammenhang mit der Ernährung. Diese Erkenntnisse sind wichtig, um die hormonellen Auswirkungen auf die Körperform zu verstehen.

Nicht nur die Ernährung bestimmt, was in deinem Körper passiert, sondern auch die natürlichen Veranlagungen deines Stoffwechsels. Bei der Reaktion auf Lebensmittel spielen unsere Genetik und Stoffwechselprozesse eine große Rolle. Manche Menschen haben von Natur aus einen hohen Insulinspiegel, weil es ihr natürlicher physiologischer Zustand ist. Andere haben von Natur aus niedrige Werte. Die Kombination des angeborenen, hormonellen Zustandes in Verbindung mit der gewählten Ernährungsform ist ein wesentlicher Erfolgsfaktor einer Diät.

Die Körperform gibt einen indirekten Einblick in den Hormonhaushalt, den wir im Körper vorfinden. Das zeigt, dass nicht nur Kalorien für die Gewichtsabnahme wichtig sind. Wir müssen unsere Individualität verstehen und entsprechend handeln. Die Einzigartigkeit des Menschen hängt heutzutage noch stärker von der hormonellen Wirkung der Nahrung ab.

Menschen reagieren unterschiedlich auf Diäten, je nach ihrer individuellen Natur. Studien konnten bestätigen, dass die hormonellen Reaktionen im Körper, der entscheidende Faktor für Erfolg oder Misserfolg einer Diät sind. Eine Ernährungsumstellung kann Einfluss auf den Körperbau und die Hormoneinwirkung haben.

Wir alle haben ein unverwechselbares Hormonsystem in unserem Körper, das unser äußeres Erscheinungsbild beeinflussen kann. Bei einigen ist der Einfluss auf das Insulin größer und die Empfindlichkeit gegenüber Katecholaminen geringer. Manche haben mehr Östrogene, wieder andere haben einen höheren Testosteronspiegel.

STOFFWECHSEL-TYPEN – APFEL

Der Apfel-Typ (Frauen, die dazu neigen, Fett hauptsächlich im Bauch zu speichern) setzt nach den Mahlzeiten mehr Insulin frei als der Birnen-Typ (Frauen, die dazu neigen, Fett hauptsächlich an Hüfte und Oberschenkeln zu speichern). Sie verlieren mehr Gewicht bei niedriger Kohlenhydrataufnahme und können diesen Gewichtsverlust aufrechterhalten.

Besonders hohe Insulin- und Cortisolspiegel stehen im Zusammenhang mit der Fettansammlung im Bauchraum. Apfel-Typen weisen eine stärkere Insulinwirkung auf und sollten daher Nahrungsmittel vermeiden, die einen starken Anstieg des Insulins verursachen. Dieser Typ hat die natürliche Veranlagung, als Reaktion auf eine Mahlzeit, übermäßiges Insulin auszustoßen. Zusammen mit einem höheren Cortisolspiegel im Körper führt dies zur Fettzunahme, insbesondere im Bauchraum.

Überschüssiges Cortisol zeichnet sich durch ein rundes Gesicht und einen runden Bauch sowie ein schwammiges Gesamtbild aus. Wenn Cortisol steigt und Östrogen oder Progesteron fallen, können Frauen Fettansammlungen am Bauch entwickeln. Um den Stress zu reduzieren, sollte man sich auf Cortisol senkende Übungen wie Yoga, Tai Chi und Meditation sowie auf kürzere, hochintensive Sprint- und Krafttrainingseinheiten konzentrieren.

Ursachen für Bauchfett

Bauchfett (insbesondere Viszeralfett) ist ein Indikator für Stress. Wenn Stress mit zuckerhaltigen und fetthaltigen Lebensmitteln bekämpft wird, führt dies in erster Linie dazu, dass sich viszerales Fett anreichert.

Dieses befindet sich in der Nähe der Leber und fließt direkt in die Pfortader, so dass die Leber in Zeiten einer Hungersnot schnell Energie liefern kann. Darüber hinaus hat das viszerale Bauchfett die mit Abstand höchste Dichte an Cortisolrezeptoren sowie ein Enzym, welches den Cortisolspiegel erhöht und aufrechterhält. Die Wirkung dieses Enzyms wird noch zusätzlich durch Insulin verstärkt.

Ein hoher Cortisolspiegel in Kombination mit Insulin ist für die Gesundheit sehr problematisch. Die Hauptursachen für Bauchfett sind erhöhte Cortisol- und Insulinspiegel und ein hohes Verhältnis von Östrogen zu Progesteron sowie ein Rückgang der Fettverbrennungshormone Testosteron und HGH.

Arten von Bauchfett

Es gibt zwei Arten von Bauchfett, das subkutane Bauchfett und das viszerale Bauchfett. Subkutan ist der Bereich, der eingeklemmt werden kann (oft als Unterbauchfett bezeichnet) und viszeral ist der Bereich, der nicht erreicht werden kann (um die Organe herum).

Viszerales Bauchfett ist für die Gesundheit besonders problematisch und kann zu Herz-Erkrankungen oder Diabetes beitragen. Allerdings ist es viel effektiver zu verbrennen als Unterhautfett, da es empfindlicher auf die Katecholamine (den Fettverbrennungs-Motoren) reagiert und mehr beta-adrenerge Rezeptoren besitzt, welche die Fettverbrennung anregen.

Das subkutane Fett wiederum spricht weniger auf Katecholamine an, reagiert empfindlicher auf Insulin und besitzt mehr fettunterdrückende alpha-adrenerge Rezeptoren. Eine weitere Ursache für die erschwerte Fettverbrennung ist die schlechte Durchblutung.

Subkutanes Fett wird als hartnäckiges Fett bezeichnet, weil es wesentlich schwieriger zu verbrennen ist. Das subkutane Fett der Frau ist hartnäckiger als das subkutane Fett des Mannes. Das hartnäckigste Fett bei Frauen ist das Unterhautfettgewebe um die Hüfte und Oberschenkel (Birnen-Typ). Bei Männern befindet sich das hartnäckigste Fett im Unterbauch und an den sogenannten „Rettungsringen".

Diäten und hartnäckiges Fett

Mit einer Diät lässt sich das hartnäckige Bauchfett kaum beseitigen. Viele Diätfehler können sogar dazu führen, dass es noch hartnäckiger wird.

In vielen Fällen führen hohe sportliche Aktivitäten bei gleichzeitiger Kalorienreduzierung zu einem Anstieg des Körperfettanteils. Grund dafür sind natürliche Anpassungsprozesse, die der Stoffwechsel in Gang setzt, um sich vor dem Verlust von Körperfett zu schützen. Diese umfassen Veränderungen des Hungers, der Energie und des Appetits sowie Veränderungen im Schlaf und der psychischen Verfassung.

Die meisten Menschen sind sich dessen nicht bewusst, aber eine Diät hat sich auf Dauer nicht bewährt. Es hat sich sogar gezeigt, dass sie nicht funktionieren. 95 % der Menschen erleben den Jo-Jo-Effekt und 2/3 dieser Menschen sind am Ende noch dicker als vor der Diät. Wird das Bauchfett am Ende einer Diät wiedergewonnen, geht es weitgehend in das hartnäckige Bauchfett über.

Einerseits entstehen kompensatorische Veränderungen, die den Hunger erhöhen, die Energie reduzieren und ein unersättliches Verlangen nach kalorienreichem, leckerem Essen erzeugen. Gleichzeitig sinkt der Schilddrüsenhormonspiegel und die Fettzellen reagieren stärker auf Insulin.

Dadurch sinkt die Aktivität des fettfreisetzenden Hormons HSL, wobei die Aktivität des fettspeichernden Hormons LPL und die alpha-Rezeptor-Aktivität ansteigen und somit die beta-Rezeptor-Aktivität gehemmt wird.

Wenn du dich kalorienarm ernährst, darfst du nicht zu viel Sport treiben

Diese Kombination würde fatale Auswirkungen auf den Hormonhaushalt haben und letztendlich zum Muskelabbau und zu einem Anstieg des Körperfettanteils führen.

Eine kalorienreduzierte Diät kann auf Dauer nicht funktionieren und allenfalls eine übergewichtige Apfelform in eine kleinere, auffälligere Apfelform verwandeln. Die Kalorienreduzierung trägt wenig zur Verbesserung des Körperbaus bei. Sie kann zum Muskelabbau führen und damit zu einer Verlangsamung des Stoffwechsels.

Eine kleine Mahlzeit mit Eiweiß und Gemüse alle 2 bis 3 Stunden beugt Hunger und Appetit vor, stabilisiert den Blutzucker und ermöglicht es dem Körper, seine Fettreserven aufzugeben.

Nahrungsmittel mit höherem Proteingehalt verlangsamen die Aufnahme von Kohlenhydraten in den Blutkreislauf, wodurch größere Energieabfälle vermieden werden und der Körper gleichzeitig längere Zeit gesättigt bleibt.

Eiweißreiche Lebensmittel enthalten auch mehr Kalorien während des Verdauungs- und Absorptionsprozesses (Eiweiß hat eine höhere thermische Wirkung der Nahrung). Bei Frauen bedeuten Proteine den Erhalt der Muskulatur – ein entscheidender Bestandteil eines funktionierenden, leistungsfähigen, aber gleichzeitig auch fettverbrennenden Stoffwechsels. Für den Apfel-Typ ist eine tägliche Einnahme von ca. 1,5 g Eiweiß pro Kilogramm Körpergewicht empfehlenswert.

Bauchfett bekämpfen

Das Bauchfett der Frau hat mehr mit Stress zu tun. Frauen mit hohem Taillen-Hüft-Verhältnis, unabhängig davon, ob sie über- oder untergewichtig sind, reagieren stärker auf Stress.

Das bedeutet, dass die Stressbewältigung der Kernfaktor im Kampf gegen Bauchfett ist und nicht, wie üblich, Diäten und Trainingsmaßnahmen. Das ist wichtig zu verstehen, denn wenn die Diät und körperliche Beanspruchung auf die Spitze getrieben werden, können sie zum Stress werden.

Eine Frau mit hartnäckigem Bauchfett, die auf Diäten und Sport nicht reagiert, wäre weitaus besser dran, eine zusätzliche Stunde im Bett zu verbringen als eine zusätzliche Stunde auf dem Laufband. Der Stress, der das Bauchfett der Frau hervorruft, verursacht einen speziellen hormonellen Zustand, in dem Testosteron und Cortisol erhöht sind, während Östrogen reduziert ist.

Die meisten Menschen denken, dass Bauchfett nur eine Frage von zu vielen Kalorien oder Bewegungsmangel ist.

Entscheidend sind jedoch die Hormone. Schlechte Ernährungsgewohnheiten, ungünstige körperliche Belastungen und ein stressiger Lebensstil führen zu hormonellen Störungen, die das Gleichgewicht zwischen Fettspeicherung und Fettverbrennung verändern.

Eine kohlenhydratreiche Ernährung, die die Insulinproduktion fördert und die Fettverbrennung reduziert, ist ein wesentlicher Teilaspekt. Zusammen mit einem stressigen Lebensstil bedeutet dies auch einen Anstieg von Cortisol. Dieses Hormon kann Muskelmasse abbauen und in der Körpermitte in Form von Fett umverteilen.

Ein großer Fehler ist ein längeres Kardiotraining oder Ausdauersport, mit dem Ziel, Bauchfett zu reduzieren. Es ist nicht annähernd so effektiv wie Muskelaufbautraining oder HIIT, die das Übel aus der Welt schaffen.

Zur Bekämpfung von Bauchfett werden andere Hormone benötigt, um die Fettverbrennung anzuregen und die Wirkung von Cortisol im Bauchraum zu unterdrücken. Die beiden wirksamsten Hormone in dieser Hinsicht sind Testosteron und Wachstumshormon (HGH). Die Lebensweise der Menschen, die zur Erhöhung dieser Hormone beiträgt, stimmt in keiner Weise mit dem überein, was viele als gesund ansehen.

Eine Reduzierung von Kohlenhydraten bei gleichzeitiger Erhöhung des Gemüse- und Proteingehalts ist eine der besten Strategien.

Zum einen unterdrücken hohe Blutzuckerwerte die Freisetzung von HGH und die Proteine bewirken eine Erhöhung des wichtigen Fettabbauhormons Glukagon, das der fettspeichernden Wirkung von Insulin entgegenwirkt.

Beim Krafttraining oder HIIT werden Testosteron und HGH in hohen Mengen freigesetzt und können die Fettverbrennung erhöhen und die fettspeichernde Wirkung von Cortisol im Bauchraum unterdrücken.

Die beste Strategie für Äpfel

Zum Abnehmen brauchen wir ein Kaloriendefizit, aber vor allem auch ein Gleichgewicht im Hormonhaushalt, um den Stoffwechselsaldo aufzufangen. Zu große Kaloriendefizite können eine große Belastung für den Körper sein und der Stress verursacht wiederum einen höheren metabolischen Kompensationseffekt.

Das Ziel muss es sein, ein Kaloriendefizit auf eine schonende Weise zu erzeugen. Weniger zu essen, aber häufig zu trainieren, beansprucht zu sehr den Stoffwechsel, da es zu einer natürlichen Überkompensation kommt. Deshalb ist es wichtig, auf ein Kaloriendefizit zu achten, aber auf sanfte Weise, indem man nicht zu viel Sport treibt.

Das von mir vorgestellte Apfel-Konzept funktioniert, aber es ist wichtig, die Vorgaben zu optimieren und individuell anzupassen, um deinen einzigartigen Stoffwechsel, deine Persönlichkeit und deine Vorlieben in Einklang zu bringen. Auf diese Weise lässt sich am besten ein nachhaltiger Lebensstil entwickeln. Letztendlich musst du selbst den passenden Weg finden.

Der Ernährungsplan besteht aus 3 Mahlzeiten pro Tag, 2 dieser Mahlzeiten enthalten nur Proteine und ballaststoffreiches Gemüse. Die letzte Mahlzeit besteht aus einer Mischung aller wichtiger Nährstoffe, einschließlich langkettiger Kohlenhydrate oder Stärke und Fett. Dies führt zu einer kalorienarmen Ernährung, da fettarme Proteinlieferanten zusammen mit Gemüse den Hunger reduzieren und weniger Kalorien bereitstellen.

Die Herangehensweise basiert auf dem Prinzip des intuitiven Essens.

Beurteile **1.** deine **Sättigung**, also wie stark jede dieser Mahlzeiten dich füllt (kurze Zeitspanne, die das Beenden einer Mahlzeit verursacht) und **2.** deine **Sattheit**, also die Zeitspanne bis du wieder Hunger verspürst (die Zeit bis zur nächsten Mahlzeit).

Du passt die Menge und die Zusammensetzung der Mahlzeiten an, bis der Hunger, die Energie und der Appetit, von einer Mahlzeit zur nächsten und von Tag zu Tag, wiederhergestellt und ausgeglichen sind.

Wenn du möchtest, nimmst du einen Versuchstag und berechnest deine Kalorien und Makros, um eine grobe Schätzung zu erhalten.

Eine andere Möglichkeit ist, zuerst die Kalorien und Makros zu berechnen und sie dann anzupassen, um Hunger, Energie und Appetit zu kontrollieren. Beide Methoden sollten letztendlich intuitiv und einfach zu handhaben sein. Ein ständiges Zählen von Kalorien ist nicht sinnvoll.

Eine kalorienarme Ernährung stellt überhaupt kein Problem dar, wenn der Stoffwechsel flexibel genug ist, um auf die reichlich vorhandenen Fettspeicher zurückzugreifen.

Wichtig dabei ist aber nicht wie verrückt zu trainieren. In diesem Konzept geht es um etwas weniger Kalorien, aber auch weniger körperlicher Aktivität. Der Sinn dabei ist es in erster Linie Stress abzubauen sowie Insulin und Kalorien herabzusetzen, um die Fettverbrennung am Bauch in Gang zu setzen. Falls die Kalorienreduzierung tatsächlich zu niedrig ist, wird dein Körper es dich wissen lassen, indem er den Hunger und Appetit erhöht, die Energie verbraucht und die Motivation verringert. Natürlich bedarf es einige Tage, um den Hunger, die Energie und den Appetit dauerhaft in einer positiven Weise auszugleichen.

Diäten und Fasten

Eine richtig durchgeführte ketogene Diät führt zu einer Erhöhung der Ketone, die den Hunger unterdrücken können. Bei dieser Diätform wird der Anteil an Fetten und Proteinen deutlich erhöht, was ebenfalls eine sehr sättigende Kombination darstellt. Um in die Ketose zu kommen, könnte die Ernährung zum Beispiel aus 20% Proteinen, 75% Fetten und 5% Kohlenhydraten bestehen.

Eine andere Strategie wäre das intermittierende Fasten. Auf diese Weise kann die Kalorienmenge reduziert werden, ohne dass übermäßiger Appetit und Hunger entsteht.

So könnte man zum Beispiel ein Fasten-Intervall von 16 Stunden (19 bis 11 Uhr) einhalten und innerhalb von 8 Stunden seinen Kalorienbedarf decken. Beide Methoden oder die Kombination beider können helfen, das Bauchfett abzubauen.

Eine ketogene Ernährung oder ein intermittierendes Fasten sollte individuell angepasst und umgesetzt werden. Besonders Frauen mit erhöhter Stressanfälligkeit sollten diese nicht im täglichen Arbeitsalltag einbeziehen. Falls du einen anstrengenden und stressvollen Arbeitsalltag hast, kann es sogar schädlich für dich sein, weil es deine Stressreaktion weiter erhöht. Es empfiehlt sich auch nicht an Trainingstagen oder körperlich sehr aktiven Tagen.

Die meisten negativen Auswirkungen des Fastens werden dadurch verursacht, weil nicht verstanden wird, wie man das Training optimal mit dem Fasten verknüpft. Das Fasten gezielt einzusetzen, bedeutet, dass man es in Verbindung mit Erholungstagen praktiziert und sich an den Trainingstagen wie gewohnt ernährt.

Es ist wichtig, das große Ganze zu betrachten und sich nicht einzig und allein auf das zu konzentrieren, was die Forschung vorgibt. Die Fokussierung auf die Forschung verschleiert die Vielschichtigkeit des eigenen Lebensstils und die individuelle Stoffwechsel- und Stressanfälligkeit. Beim Verzicht einer Mahlzeit kann Cortisol akut zunehmen und der Biorhythmus in gleicher Weise gestört werden. Es kann zu einer inversen Cortisol-Kurve führen, bei der das Cortisol morgens niedriger und abends höher ist, anstatt morgens in die Höhe zu steigen und abends wieder zurückzugehen.

Natürlich besteht ein größeres Risiko, dass gestresste Frauen mehr Nachteile als Vorteile infolge von Übertraining oder Fasten zu befürchten haben. Es wäre aber falsch, Cortisol als schlecht einzustufen. Es wird zwar bei Stress erhöht, aber verglichen mit den anderen Stresshormonen wird es verzögert freigesetzt.

In vielen Fällen kann der Verzicht auf Nahrung Stress im Körper auslösen. Als Reaktion auf diesen Stress wird der Körper zunächst Adrenalin und anschließend Cortisol freisetzen.

Das Ziel ist die Erhöhung des Blutzuckerspiegels und die Fettverbrennung. Genau das passiert übrigens auch während eines kurzen, intensiven Trainings.

Es ist falsch anzunehmen, dass diese Stressreaktion immer eine schlechte Sache ist. Es ist genau diese Reaktion, die die Fettverbrennung beschleunigt und den sehr vorteilhaften Fettabbau verursacht, der von einigen Fastenden erreicht wird.

Man darf aber auch nicht davon ausgehen, dass diese Reaktion immer eine gute Sache ist. Eine übersteigerte Adrenalin- und Cortisolreaktion kann bei einigen Menschen zu Muskelabbau, erhöhtem Appetit, Energieschwankungen und Heißhungerattacken führen.

Der springende Punkt ist, dass nicht alles so kompliziert sein muss und der Verzicht auf Essen schon immer ein einfacher und natürlicher Teil des Lebensrhythmus war. Das Fasten ist also normal, gesund und kann eine sehr einfache Strategie zum Fettabbau sein, ohne dass man die ständigen und oft unsinnigen Essenszwänge durchlebt.

Energie, Hunger und Appetit

Mit „Biofeedback" Hinweisen kannst du deinen individuellen und maßgeschneiderten Ernährungsplan finden. Die Kalorien können an einem einzigen Versuchstag berechnet werden. Achte viel mehr auf deine Intuition. Das ständige Zählen von Kalorien kann zu einem Zwang werden und unnötige Stressreaktionen auslösen.

Überprüfe deine **Energie**, deinen **Hunger** (physisch) und deinen **Appetit** (psychisches Verlangen) auf einer **Skala** von **1 bis 10**. Es ist entscheidend diese 3 Faktoren zu kontrollieren, wenn du eine Diät oder das Fasten in einen Lebensstil verwandeln willst.

Hunger erzeugt ein Gefühl im Bauch. Es ist das Gefühl einer unangenehmen Leere. Der Appetit wird im Kopf wahrgenommen, er ist unbewusster. Hast du schon einmal eine Mahlzeit aus Gemüse und eiweißhaltigen Nahrungsmitteln gegessen und dachtest: „Ich bin voll, habe aber noch Lust auf ein Dessert"? Da haben wir den Appetit. Der Hunger ist ein Bedürfnis, die Leere im Bauch zu füllen. Appetit ist das Bedürfnis, die Leere im Kopf zu füllen. Natürlich kommen sie häufig zur gleichen Zeit, aber sie sind nicht gleich.

Auf diese Weise lassen sich Hinweise auf den Stoffwechsel gewinnen. Auf einer **Skala** von **1 bis 10 (1 = niedrig; 10 = hoch)**, sollte dein **Appetit und Hunger unter 5** und dein **Energieniveau über 5** liegen.

Es gibt noch weitere Parameter zu berücksichtigen. Verlierst du Fett? Wichtig: Fettabbau ist nicht dasselbe wie Gewichtsverlust. Du könntest Gewicht verlieren, aber eine erhebliche Menge an Wasser oder im schlimmsten Fall an Muskulatur.

Nachdem du deinen Hunger, Appetit und deine Energie stabilisiert hast, führst du eine Körperfett-Messung durch und vergleichst sie mit deinem Körperfettanteil vor der Ernährungsumstellung. Solltest du größtenteils Fett verloren haben, machst du Fortschritte.

Hat sich deine Körperform verändert?

Ermittle dein Taillen-Hüft-Verhältnis (Birnenpunkt) und Taillen-Brust-Verhältnis (Apfelpunkt).

Hat sich deine Taille verschmälert? Näherst du dich der Sanduhrform oder bist du noch apfelförmiger geworden?

Abschließend überprüfst du deine gesundheitliche Verfassung. Dabei werden der Blutdruck, die Herzfrequenz und der Blutzucker untersucht und miteinander abgeglichen.

Haben sich deine Blutdruckwerte verbessert? Ist deine Herzfrequenz gesunken? Sind die Blutzuckerwerte stabiler? Schläfst du besser ohne zu schnarchen? Ist der behandelnde Arzt mit den Ergebnissen zufrieden?

Intervallfasten

Das Fasten kann 1-3 Tage pro Woche oder jeden zweiten Tag erfolgen, am besten aber an Ruhetagen bzw. stressfreien Tagen.

Für Anfänger empfiehlt es sich mit dem ersten Schritt zu beginnen, geübte Fastende können bereits zu einem der nachfolgenden Schritte übergehen. An den Trainingstagen ernährst du dich wieder wie gewohnt und sorgst für eine angemessene Aufnahme von Kohlenhydraten, speziell im Anschluss an das Training.

1. Schritt

Einsteiger:

- Beginne mit einem Fastenintervall von 12 Stunden in der Zeit von 8 bis 20 Uhr (3-5 Mahlzeiten / Tag)
- Beginne mit einem Fastenrhytmus von 14/10 Stunden
- in der Zeit von 10 bis 20 Uhr (3-5 Mahlzeiten / Tag)

Fortgeschrittene:

- Beginne mit einem Fastenrhytmus von 16/8 Stunden in der Zeit von 11 bis 19 Uhr (3-4 Mahlzeiten / Tag)

2. Schritt

Setze die Fastenzeit fort, aber reduziere die Anzahl der Mahlzeiten auf 3 (Frühstück, Mittag- und Abendessen) und eine Kleinigkeit für Zwischendurch. Falls du hungrig bist oder abends Heißhunger verspürst, kannst du um 15-16 Uhr eine kleine Mahlzeit (Proteine + Gemüse) oder einen Proteinshake zu dir nehmen.

3. Schritt

Reduziere die Anzahl deiner Mahlzeiten auf 2 reguläre Mahlzeiten und 1 kleine Mahlzeit ((Proteine + Gemüse) oder Proteinshake).

4. Schritt

Wenn du einen sehr stabilen Stoffwechsel hast und vom Fasten profitierst, kannst du die Anzahl auf eine große Mahlzeit am Abend begrenzen und 2 Proteinshakes oder 2 kleine Mahlzeiten (Protein + Gemüse) tagsüber zu dir nehmen.

Das Grundprinzip besteht darin, das für dich am besten geeignete Ernährungsschema zu finden. Durch das richtige Essverhalten solltest du voll und gesättigt bleiben, den Appetit normalisieren, Heißhungerattacken beseitigen und deine Energie schön und ausgeglichen halten.

Wenn du den Hinweisen des „Biofeedbacks" besondere Aufmerksamkeit schenkst, wirst du lernen, wie oft du essen musst, was du essen musst und wie viel davon du essen musst.

Du wirst Hunger verspüren und ständig mit Lebensmitteln konfrontiert werden. Für fast alle Anfänger ist dieses Verlangen zu stark, um es zu überwinden. Wenn du unkontrollierbaren Appetit, Heißhunger und Energieeinbrüche bemerkst, kannst du deine Essenshäufigkeit erhöhen.

Zudem kannst du gezielt auf Lebensmittel zugreifen, die den Heißhunger unterdrücken und deinen Appetit stillen.

Zur Vorbeugung von Heißhungerattacken empfiehlt sich die Einnahme von Kakaopulver / Kakaoextrakt (ungesüßt) sowie BCAA's (Proteinshakes). BCAA's verhindern den Muskelabbau und können Hungerattacken eindämmen.

Ein verlangsamter Stoffwechsel ist ein Zeichen dafür, dass man das Fasten nicht mehr ausüben sollte. Von diesem Zeitpunkt an fühlt man sich launisch und gereizt und spürt, dass die Muskulatur sich zurückbildet. Dies ist mit einer Verschiebung der Fettverteilung in Richtung Bauch verbunden.

Wenn die Leistung während des Trainings deutlich abnimmt, ist dies ein sicheres Zeichen dafür, dass man sich zwischen den Trainingseinheiten nicht ausreichend erholt und das Fasten einen nachteiligen Einfluss auf die körperliche und geistige Verfassung haben kann.

Ich betrachte das Fasten als eine Möglichkeit, die sehr gesund und vorteilhaft für den Fettabbau sein kann. Allerdings musste ich feststellen, dass es für die überwiegende Mehrheit der Anfänger fehlschlägt. Es kann zweifellos eine große Bereicherung für den Fettabbau sein, aber es sollte mit Vorsicht angegangen werden und unter Berücksichtigung der individuellen Voraussetzungen.

Trainingplan

Der Trainingsplan des Apfel-Typs zielt auf eine nachhaltige Verbesserung des Hormonhaushaltes, in dem der Stressabbau einen besonderen Stellenwert einnimmt. Das Stresshormon Cortisol ist der Auslöser einer Hormonkaskade, wodurch unser Verlangen nach sehr geschmackvollen, kalorienreichen Lebensmitteln steigt.

Die Kombination von erhöhtem Cortisol und der Insulinresistenz hat zur Folge, dass wir zu viele Kalorien aufnehmen, Fett ansammeln und dieses vorwiegend im Bauchraum speichern.

Entspannungs- und Freizeitaktivitäten wie Wellness, Thermalbäder, Massage, Meditation, körperlicher Kontakt, Freizeit mit Freunden, Ausflüge in die Natur können zu einer reduzierten Kalorienzufuhr führen, indem sie unsere Essgewohnheiten positiv beeinflussen und den Konsum von

Lebensmitteln senken.

Wandern oder Spaziergänge sind Aktivitäten, die wir über den größten Teil des Tages ohne Anstrengung durchführen können. Spaziergänge sensibilisieren Insulin und senken Cortisol, insbesondere wenn sie in einer grünen Umgebung (z. B. im Wald) erfolgen.

Um Muskelmasse zu erhalten, sollte zudem an vereinzelten Tagen ein Krafttraining durchgeführt werden. Weniger ist mehr: Das Training sollte nur 2-mal die Woche durchgeführt werden, um ein Übermaß an Stress-situationen zu vermeiden.

Das gezielte Krafttraining unterstützt den Muskelerhalt, ohne Stresshormone dauerhaft anzuheben. Der Cortisolspiegel sollte in Balance gehalten werden. Eine Mischung aus entspannenden und anstrengenden Aktivitäten sorgt für einen gesunden Cortisolspiegel. Zu viel Sport kann das Cortisol bei stressempfindlichen Apfel-Typen verstärken.

Es ist nicht möglich, standardisierte Trainingsprogramme oder universelle Lösungen zu entwerfen, welche die individuellen Lebenssituationen berücksichtigen. Gemeinsam mit meinen Kundinnen entwerfe ich einen Ernährungs-, Bewegungs- und Lifestyle-Plan, welcher auf die persönlichen Anforderungen des Stoffwechsels, den mentalen Voraussetzungen und den persönlichen Vorlieben abgestimmt ist. In der Zusammenarbeit versuchen wir einen maßgeschneiderten Plan zu erarbeiten.

Der hier angebotene Trainingsplan hat sich bei vielen Apfel-Typen bewährt, speziell bei Menschen, die unter erhöhtem

Stress stehen. Leider gibt es keinen Universalplan. Es ist unmöglich einen individualisierten Plan zu entwickeln, der auf die Bedürfnisse jedes Einzelnen zugeschnitten ist.

Makro-Nährstoffaufnahme
(in Abhängigkeit vom Körperfettanteil bzw.
der Kohlenhydrat- / Insulinempfindlichkeit)
Low-Carb-Ernährung
40 % / 20 % / 40 % oder 40 % / 10 % / 50 %
(Proteine / Kohlenhydrate /Fett)
An Trainingstagen
40 % / 30 % / 30 %

---

4 Wochen-Training

	Krafttraining / Ganzkörpertraining / HIIT	*Entspannende / Erholsame Aktivitäten*	*Spaziergänge (min. 30 Minuten)*
Trainingswoche	2	*So häufig wie möglich*	*Täglich*

Trainingswoche 1

Trainingstag 1

Unterkörper & Bauch (45 Minuten)
Nach dem Training: *Entspannung & Erholung*

Ruhetag 1

Progressive Muskelentspannung

Trainingstag 2

Oberkörper & Bauch (45 Minuten)
Nach dem Training: *Entspannung & Erholung*

Ruhetag 2

Autogenes Training

Trainingswoche 2

Trainingstag 1

HIIT – Fahrradergometer / Crosstrainer / Stepper (10 Minuten) + Steady State Kardio-Training (20 Minuten)
Nach dem Training: *Entspannung & Erholung*

Ruhetag 1

Yoga, Qi Gong, Tai Chi, Meditation

Trainingstag 2

Progressive Muskelentspannung
Nach dem Training: *Entspannung & Erholung*

Ruhetag 2

Yoga, Qi Gong, Tai Chi, Meditation

Trainingswoche 3

Trainingstag 1

Ganzkörper

Ruhetag 1

Autogenes Training
Nach dem Training: *Entspannung & Erholung*

Trainingstag 2

Ganzkörper 2

Ruhetag 2

Yoga, Qi Gong, Tai Chi, Meditation
Nach dem Training: *Entspannung & Erholung*

Trainingswoche 4

Trainingstag 1

HIIT – Laufstrecke
Nach dem Training: *Entspannung & Erholung*

Ruhetag 1

Yoga, Qi Gong, Tai Chi, Meditation

Trainingstag 2

HIIT – Fahrradergometer / Crosstrainer / Stepper (10 Minuten) + Steady State Kardio-Training (20 Minuten)
Nach dem Training: *Entspannung & Erholung*

Ruhetag 2

Yoga, Qi Gong, Tai Chi, Meditation

Eine ausgewogene Mischung aus Entspannung und intensivem Training ist das Geheimnis des Erfolgs. Nach 4 Wochen könntest du deine Trainingshäufigkeit zugunsten von intensiven Trainingseinheiten erhöhen, sofern du dich mit weniger Stress konfrontiert fühlst.

Der nächste Schritt wäre, die Ernährung und die Trainingshäufigkeit periodisch ablaufen zu lassen. Zum Beispiel
könntest du nach der Menstruation deine Trainingshäufigkeit steigern und mehr Kalorien bzw. Kohlenhydrate zufüh-
ren.

Im Anschluss an diese zwei intensiven Trainingswochen,
richtest du den Fokus auf mehr Entspannung, Stressreduzie-
rung / Stressausgleich in Verbindung mit einer Low-Carb-
Diät. Besonders während der prämenstruellen Phase und
der Menstruation, wenn die Anfälligkeit für Stress deutlich
zunimmt, sollte man sich vermehrt auf entspannende Aktivitäten konzentrieren.

Nach 4 Wochen

	Krafttraining / Ganzkörpertraining / HIIT	Entspannende / Erholsame Aktivitäten	Spaziergänge (min. 30 Minuten)
Frühe Follikelphase	2-3	*Täglich*	*Täglich*
Späte Follikelphase	3-5	*3 oder mehr*	*Täglich*
Frühe Lutealphase	2-3	*3 oder mehr*	*Täglich*
Späte Lutealphase	1-2	*Täglich*	*Täglich*

STOFFWECHSEL-TYPEN – BIRNE

Der Birnen-Typ hat das Fettspeicherungsmuster vieler junger Frauen. Im Vergleich zu Apfel-Typen verlieren sie unabhängig von der Menge an Kohlenhydraten an Gewicht. Der Schlüssel zur Gewichtsabnahme ist eine Reduzierung der Kalorien. Solange die Kalorien reduziert werden, können Birnen Gewicht verlieren.

Birnen neigen jedoch dazu, langsamer abzunehmen und schneller wieder an Gewicht zu gewinnen. Die Birne ist ein sehr gutes Beispiel dafür, dass die Körperform und die hormonelle Zusammensetzung eine wichtige Rolle bei der Reaktion auf Ernährungsumstellungen spielt.

Die Fettspeicherung im Unterkörper kann einen reduzierten Insulin- und Cortisolspiegel mit einem höheren Östrogen- und Progesteronspiegel bedeuten. Das liegt daran, dass Östrogen gegen Insulin und Cortisol wirkt und das Progesteron eine schützende Wirkung gegen Cortisol hat.

Fettablagerungen auf der Rückseite der Oberarme und der Beine können auf einen Mangel an Wachstumshormon (HGH) und Testosteron hinweisen. Bei Männern und Transsexuellen, die anabole Steroide verwenden, sind diese Bereiche meist extrem mager. Fettansammlungen an Brust und Hüfte deuten eher auf die Wirkung von Östrogen und/oder Progesteron hin.

Birnen reagieren weniger auf Insulin und sind weniger anfällig gegenüber der Aufnahme von Kohlenhydraten. Sie sollten sich vielmehr auf Veränderungen im Lebensstil konzentrieren, die ihre individuelle hormonelle Veranlagung ansprechen.

Eine übermäßige Speicherung von Fett im Unterkörper kann das Ergebnis eines erhöhten Östrogen-zu-HGH-Verhältnisses sein. Die Vermeidung von Östrogenquellen wie Plastik, Soja und Milch könnte für diese Typen von Nutzen sein.

Darüber hinaus können auch Veränderungen im Zusammenhang mit körperlicher Aktivität angestoßen werden. Diese können sich auf intensive, kurze Sprint- oder Krafttrainingseinheiten konzentrieren, um die einzigartige Schwelle zu erreichen, die die Freisetzung von HGH auslöst. Diese Maßnahme zusammen mit einer kalorienreduzierten Ernährungsweise stellt wahrscheinlich den idealen Einstieg dar, um ein gutes Ergebnis zu erzielen.

Wie gesagt, entscheidend für den Birnen-Typ ist die Kalorienreduktion, aber das alleine reicht nicht aus. Das Senken von Kalorien ist nicht gleichbedeutend mit dem Verbrennen von Fett.

Fällt das Taillen-Hüft-Verhältnis unter 0,7 und nähert sich dem Wert von 0,6, werden Frauen zunehmend gynoid (birnenförmig).

Dieses Phänomen lässt sich vor allem bei jungen Frauen beobachten, die sich kalorienarm ernähren und übermäßigen Ausdauersport betreiben. Es gibt genug Fälle, in denen Frauen nach Marathonläufen an Taille, Brüsten und Armen abgenommen haben, während sich Hüfte, Gesäß und Oberschenkel nicht oder nur unwesentlich veränderten. Sie entwickelten sich von einer Birnenform zu einer kleineren, markanteren und „schwammigen" Birnenform. Durch die Auswertung des Birnenpunktes hätten diese negativen Veränderungen aufgehalten werden können.

Es gibt Frauen, die glauben, dass diese Bereiche durch ein Trainings- und Ernährungsprogramm noch größer werden. In Wirklichkeit läuft alles parallel ab, aber mit unterschiedlichen Geschwindigkeiten. Die Problemzonen der Birne schrumpfen deutlich langsamer im Vergleich zum Oberkörper. Dadurch ist es möglich, am Ende einer Diät noch birnenförmiger zu erscheinen, da diese Bereiche noch stärker zur Geltung kommen.

Problemzonen gezielt abbauen

Um eine Birne in eine Sanduhr zu verwandeln, bedarf es besonderer Maßnahmen, um das hartnäckige Fett im Unterkörper zu verbrennen.

Wie bereits erwähnt, wird zwischen zwei Rezeptoren, den fettunterdrückenden alpha-Rezeptoren und den fettverbrennenden beta-Rezeptoren, unterschieden.

Der beta-Rezeptor ist vergleichbar mit einem großen Garagentor. Wenn man es öffnet, fließt eine große Menge an Fett heraus. Die Schilddrüse und das Adrenalin öffnen dieses Tor und Hormone wie Insulin verschließen es.

Der alpha-Rezeptor ähnelt einem kleinen Fensterchen, aus dem das Fett kaum entweichen kann, wenn das Haus in Flammen steht. Hormone wie die Schilddrüse reduzieren die Aktivität dieses Rezeptors, während Insulin und Östrogen sie verstärken.

Das Fett in den Problemzonen der Birne unterscheidet sich vom Bauchfett sowie vom Körperfett eines Mannes. Das subkutane Fett (Unterhautfett) des weiblichen Unterkörpers enthält fast zehnmal mehr fettunterdrückende Rezeptoren. Diese Rezeptoren reagieren sehr empfindlich auf Insulin, weshalb ihre Aktivität durch eine Senkung des Insulins reduziert werden kann.

Fasten oder Low-Carb Diäten sind Maßnahmen, um diese Rezeptoren bis zu einem gewissen Grad zu blockieren. Das Fasten über Nacht für 12 Stunden vor dem Sport stellt eine ausgezeichnete Möglichkeit dar, um einen niedrigen Insulinspiegel im Körper zu erreichen und die Rezeptoren somit gezielter anzugehen.

Das Training am Morgen auf nüchternen Magen verbessert die Freisetzung von Fett aus diesen Zonen, da die Rezeptoren dort viel weniger empfindlich reagieren und ihre Aktivität eingeschränkt ist.

Um Muskelabbau vorzubeugen, sollte das Training kurz und intensiv sein, idealerweise Krafttraining oder Sprint-Intervalle / HIIT.

Sprint-Intervalle von 10 Minuten vor dem Krafttraining sind eine gute Möglichkeit, Stresshormone (Katecholamine) zu aktivieren und damit die Fettverbrennung anzuregen.

Diese Hormone (Adrenalin und Noradrenalin) beeinflussen sowohl die beta-adrenergen Rezeptoren (fettverbrennende Rezeptoren) als auch die alpha-adrenergen Rezeptoren (fett-unterdrückende Rezeptoren).

Da die alpha-adrenergen Rezeptoren im Zustand des niedrigen Insulins teilweise abgeschaltet sind, können die beta-adrenergen Rezeptoren viel besser angesprochen werden. Zwar erfolgt der Fettabbau aus dem Oberkörper immer noch schneller, diese Methode trägt aber zu einer gleichmäßigeren Fettverbrennung bei.

Training im Fastenzustand

Wenn du morgens aufgrund von Müdigkeit und geringer Leistungsfähigkeit Schwierigkeiten hast in Schwung zu kommen, kannst du vor dem Training einen *Kaffee (unge-süßt)* mit *Kokosöl (MCT-Öl)* und *BCAA's* einnehmen. Kokosöl (MCT-Öl) löst keine Insulinreaktion aus und kann die Fettverbrennung noch zusätzlich anregen.

Beginne mit einem intensiven *Sprint-Intervall-Training* von ca. *10 Minuten*, gefolgt von einem **30-minütigen** *Ganzkör-pertraining*. Um die Hüfte, das Gesäß und die Oberschenkel zu straffen, solltest du dich auf eine Unterkörperübung konzentrieren.

Intensives Training führt zu einer erhöhten Fettfreisetzung (Lipolyse), die jedoch nicht mit der Fettverbrennung (Lipidoxidation) gleichzusetzen ist. Das Training sollte daher mit einem gemütlichen Spaziergang von ca. 30 bis 60 Minuten beendet werden, um die Lipidoxidation einzuleiten. Dieses gemütliche Spazierengehen kann im gefasteten Zustand durchgeführt werden. Es senkt das Cortisol und sorgt dafür, dass das freigesetzte Fett tatsächlich verbrannt und nicht zurückgeführt wird.

Nahrungsergänzungsmittel:
Grüntee-Extrakt und Forskolin können die alpha-Rezeptoren vollständig umgehen, unter der Voraussetzung, dass man relativ insulinempfindlich ist. Alternative Nahrungsergänzungen: Yohimbin, Synephrin und Berberin. Sie funktionieren jedoch nur, wenn Insulin kontrolliert wird durch eine relativ kohlenhydratarme Ernährung oder durch kontrolliertes Fasten. Sprich mit deinem Arzt, bevor du dich damit beschäftigst.

Östrogen zu Progesteron- Verhältnis

Das Verhältnis von Östrogen zu Progesteron ist zu berücksichtigen. Birnen haben häufig ein höheres Verhältnis von Östrogen zu Progesteron, was ihre Fähigkeit, Fett zu verbrennen, beeinträchtigt. Um Östrogen im Vergleich zu Progesteron herabzusetzen, sollten Lebensmittel, die zur Entgiftung von Östrogenen beitragen, wie zum Beispiel Kreuzblütler oder grüner Tee, häufiger konsumiert werden.

Ernähre dich soweit es geht mit Bio-Lebensmitteln und vermeide das Trinken aus Plastikfaschen. Hohe Cortisolwerte aufgrund von Stress können dieses Verhältnis ebenfalls beeinflussen. Deshalb ist es ratsam, das Cortisol durch Spaziergänge und Freizeitaktivitäten wie Yoga und Tai Chi zu senken und eine Zeit der Entspannung zu finden. Hochintensives Training, wie Krafttraining und HIIT kann dazu beitragen, das Cortisol nachhaltig zu senken und das Testosteron (ein fettverbrennendes und muskelaufbauendes Hormon), das Frauen zur Fettverbrennung benötigen, zu erhöhen.

Ernährung & Training

Zur Fettverbrennung sind zwei Faktoren entscheidend: ein Kaloriendefizit und ein hormonelles Gleichgewicht. Weniger zu essen und mehr zu trainieren gibt dir zwar das Kaloriendefizit, hat aber einen negativen Einfluss auf den Stoffwechsel, so dass du dieses Defizit nicht lange aufrechterhalten wirst und schon bald wieder mehr essen und weniger trainieren wirst. Die Überkompensation bewirkt, dass du dich träge fühlst, der Hunger ansteigt und sich dein Verlangen nach Genussmitteln verstärkt.

Mit einer anderen Strategie wird man mehr Erfolg erzielen. Entweder man isst weniger und trainiert weniger oder man isst mehr und trainiert mehr. Diese beiden Herangehensweisen können ein Kaloriendefizit verursachen und führen zu einem stabilen Stoffwechsel und einem hormonellen Gleichgewicht. Auf diese Weise entsteht kein permanenter Hunger, ein stabiles Energieniveau und es treten keine Heißhungerattacken auf.

Eine andere Strategie ist, eine zyklische Ernährungsweise zu verfolgen. Dies bedeutet einen Wechsel zwischen Perioden mit erhöhter Nahrungsaufnahme und höherer Trainingshäufigkeit sowie Zeiten mit geringer Nahrungsaufnahme und wenigen Trainingseinheiten.

Der Stoffwechsel wird flexibler und macht die Fettverbrennung und den Muskelaufbau effizienter. Der Körper kann nicht beide Aufgaben in einem Durchgang ausführen. Allerdings kann eine zyklische Ernährungsumstellung den Körper in beiden Prozessen noch effizienter machen.

Das könnte so aussehen, dass man am Wochenende besonders intensiv trainiert und die Nahrungsaufnahme entsprechend erhöht und unter der Woche weniger Kalorien (Low Carb) aufnimmt, ohne den Körper zu überfordern.

Eine weitere Möglichkeit wäre, eine Woche lang weniger zu essen und weniger zu trainieren, gefolgt von einer intensiven Trainingswoche mit erhöhter Nahrungsaufnahme. Als dritte Möglichkeit bietet sich an, das Training und die Ernährung auf den monatlichen Zyklus auszurichten.

Trainings-Vielfalt

Bei meinen Kundinnen verwende ich eine Vielzahl von Trainingsstrategien, die im Wesentlichen auf die Variation der Wiederholungen, Sätze, Belastung, Trainingshäufigkeit und die Einbeziehung von unilateralen Übungen hinauslaufen. Das Grundprinzip ist die Vielfalt.

Beispiel:

Beintraining (u. a. Kniebeuge, einbeiniges Kreuzheben, Ausfallschritte):

4 Wochen

(Ganzkörpertraining / Gewichtstraining)

1 x / Woche 6-8 Wiederholungen (schwere Gewichte)

4 Wochen

(Ganzkörpertraining / Gewichtstraining)

2 x / Woche 8-12 Wiederholungen (mittlere Gewichte)

4 Wochen

(Körpergewichtstraining / Zirkeltraining / Plyometrics)

3 x / Woche 12-15 Wiederholungen (niedrige Belastung)

2 WOCHEN ERHOLUNGSZEIT UND WIEDER VON VORNE BEGINNEN

Das gezielte Wechseln der Trainingsprogramme zielt darauf ab, die Beinmuskulatur zu stärken und gleichzeitig die Fettreserven freizusetzen. Zusätzlich kannst du kurze, intensive Kardio-Intervalle an 2 Trainingstagen / Woche durchführen. Intensives Intervalltraining oder HIIT ist wirkungsvoller bei der Erhöhung des Fettstoffwechsels als längeres Herz-Kreislauf-Training mittlerer Intensität. Das effektivste fettverbrennende Kardiotraining ist kurz (max. 20-30 Min.) und intensiv.

TRAINING NACH ZYKLUS

Innerhalb der Zyklusphasen können Training und Ernährung der Frau so gestaltet werden, dass die monatlichen Schwankungen der Steroidhormone (Östrogen und Progesteron) während des Menstruationszyklus optimal genutzt werden. Östrogen und Progesteron können den Fettabbau beeinflussen, sowohl durch biochemische Faktoren als auch durch ihren Einfluss auf andere Hormone.

Einschränkungen

Dieses Trainingsprogramm wurde auf der Grundlage von Informationen und Erfahrungen entwickelt. Die bestmöglichen Ergebnisse können bei schlankeren und sportlicheren Frauen erzielt werden, die normale Zyklen durchlaufen.

Dieses Programm ist besonders auf die Frau zugeschnitten, die Problemzonen an Hüfte, Gesäß und Oberschenkeln hat (Birnen-Typ).

Das Trainingskonzept im Rahmen des Monatszyklus richtet sich grundsätzlich nicht an Frauen, die sich für eine hormonelle Verhütungstherapie entscheiden. Bei der Einnahme der Pille bleibt der Hormonspiegel konstant und die natürlichen hormonellen Prozesse im Menstruationszyklus werden unterdrückt.

Hormonersatz jeglicher Art löscht im Wesentlichen den zyklischen Verlauf und macht diese Anpassung des Trainings rund um den Zyklus überflüssig.

Bei Frauen mit hohem Insulin- und/oder Cortisolspiegel oder Insulinresistenz hat dieses Training keine starke Wirkung, da Insulin und Cortisol einen viel stärkeren Einfluss auf die Fettregulierung haben als Östrogen oder Progesteron.

Diese Trainingsstrategie eignet sich am besten für Frauen, die sich ausgewogen ernähren, einen gesunden Lebensstil führen und keinem erhöhten Stress ausgesetzt sind.

Ein hoher Insulin- und Cortisolspiegel „wäscht" die schwächere Wirkung der weiblichen Steroide aus. Hormone wirken nicht isoliert und Östrogen und Progesteron haben einen deutlich geringeren Einfluss auf den Fettstoffwechsel. Ihr Einfluss wird erst relevant, wenn Hormone wie Insulin und Cortisol kontrolliert werden.

Erinnere dich an die hormonelle Rangordnung. Insulin und Cortisol sind die wichtigsten Faktoren. Es bedeutet die Kontrolle von Kohlenhydraten und Stress, besonders in den Wechseljahren. Eine kalorienreiche Ernährung „wäscht" die Fettverbrennungs-Effekte aller anderen Hormone aus.

Kontrolliere den Konsum von tierischen und pflanzlichen Östrogen ohne dabei zu viel Stress zu verursachen. Der Stress bzw. das Cortisol spielt beim Abnehmen eine wichtigere Rolle.

Der Monatszyklus hat zweifellos Auswirkungen auf die Physiologie des Fettstoffwechsels einer Frau. Dabei ist es wichtig zu verstehen, dass Östrogen und Progesteron zwar Insulin und Cortisol beeinflussen, aber in der Rangfolge deutlich niedriger stehen. Dies bedeutet, dass Östrogen und Progesteron zur Beeinflussung der Körperzusammensetzung zunächst die Kontrolle von Insulin und Cortisol erfordert.

Die Phasen

Es gibt zwei verschiedene Phasen des Menstruationszyklus. Die Follikelphase ist durch den Beginn der Menstruation (Tag 1 des Zyklus) gekennzeichnet und endet mit dem Eisprung (Tag 14 des Zyklus im Lehrbuchfall). Sie wird Follikelphase genannt, weil der Follikel (der die weibliche Eizelle enthält) während dieser Phase hauptsächlich unter dem Einfluss des follikelstimulierenden Hormons (FSH) reift. Die richtige Reifung dieses Follikels ist für die Freisetzung einer Eizelle unerlässlich.

Die zweite Phase des Zyklus ist die Lutealphase. Diese Phase ist gekennzeichnet durch den Eisprung und die anschließende Umwandlung des Follikels in den Gelbkörper, sobald die Eizelle freigesetzt wird.

Diese Phase wird durch einen starken Anstieg des lutenisierenden Hormons (LH) ausgelöst, das den Follikel zum Platzen bringt und seine Eizelle freisetzt. Der Gelbkörper wird zur größten Quelle von Progesteron. Wird die Eizelle nicht befruchtet, baut sich der Gelbkörper ab, der Östrogen- und Progesteronspiegel sinkt und die Gebärmutterschleimhaut wird abgebaut.

Östrogen & Progesteron

Neben der Fortpflanzungsfunktion haben Östrogen und Progesteron einen Einfluss auf die Speicherung und den Verbrauch von Energie. Das bedeutet, dass diese beiden Hormone bestimmen können, welche Art von Energie (Zucker oder Fett) verbrannt wird. Das liegt vor allem daran, dass sie die beiden wichtigsten Hormone, Insulin und Cortisol, in geringem Maße beeinflussen können. Sie beeinflussen auch den Appetit, die Energie und den Hunger, weil sie die Neurotransmitter Serotonin, Dopamin und GABA beeinflussen.

Östrogen widersetzt sich der Wirkung des Insulins auf das fettspeichernde Enzym Lipoproteinlipase (LPL), sodass der Körper wesentlich insulinempfindlicher wird. Es hat eine geringere Gesamtwirkung auf die Fettspeicherung und erhöht die Fettverbrennung. Östrogen und Progesteron haben beide Cortisol schützende Wirkungen.

Vor diesem Hintergrund ermöglicht die Follikelphase des Menstruationszyklus eine größere Toleranz gegenüber insulinfördernden Lebensmitteln (kohlenhydrathaltige Lebensmittel). Es macht den Körper auch widerstandsfähiger gegen katabole (muskelabbauende) Trainingsmethoden, wie das Steady-State Kardiotraining.

Das Trainingsprogramm im Rahmen der Zyklusphasen kann eine effektive Möglichkeit für Frauen sein, den Fettabbau gezielt voranzutreiben. Östrogen erhöht die Fettverbrennung während des Trainings, reduziert aber die Effizienz der Zuckerverbrennung. Progesteron hat genau den gegenteiligen Effekt.

Östrogen & Weibliche Fettverteilung

Wie bereits erwähnt, erhöht Östrogen die Zahl der alpha-adrenergen Rezeptoren im Unterkörper von Frauen. Diese Rezeptoren verlangsamen die Fettfreisetzung. Dies ist ein Grund, warum viele Frauen eine gynoide (birnenförmige) Fettverteilung haben.

Es gibt Hinweise, dass bei höheren Östrogenspiegeln die Aktivität der alpha-adrenergen Rezeptoren erhöht ist. Das bedeutet, dass das Training in Phasen niedriger Östrogenzustände die Freisetzung von Fett aus den von Östrogen betroffenen hartnäckigen Bereichen (wie dem Unterkörper) beschleunigen kann.

Östrogen bewirkt auch, dass Frauen mehr Fett in den subkutanen Bereichen speichern (insbesondere an den Armen und Beinen). Es fördert nicht die Fettspeicherung in der Bauchhöhle (viszerales Fett), aber kann sogar die Fettfreisetzung des viszeralen Bauchfetts beschleunigen.

Dies mag auch der Hauptgrund dafür sein, weshalb Frauen in den Wechseljahren an Bauchfett zunehmen, da die Östrogenspiegel (und Progesteronspiegel) zurückgehen.

Betrachtet man den Zyklus in vier Phasen, kann man den Fettabbau noch gezielter angehen.

Die hohe alpha-Rezeptordichte des Fettgewebes an Hüfte, Gesäß und Oberschenkeln bewirkt, dass das Fett in diesen Bereichen sehr langsam freigesetzt wird. Östrogen erhöht die Aktivität dieser alpha-Rezeptoren und daher sind niedrige Östrogenspiegel am günstigsten, besonders wenn man diese Bereiche ansprechen möchte. Die niedrigsten Östrogenspiegel im Zyklus treten in der Woche vor und nach der Menstruation auf (späte Luteal- und frühe Follikelphase).

Training und Ernährung in den Zyklusphasen

	Krafttraining /Muskelaufbau	Kardio-Intervalle / HIIT	Spaziergänge (min. 30-60 Min.)	Entspannende / Erholsame Aktivitäten
Frühe Follikephase	3-4	2	täglich	3 oder mehr
Späte Follikelphase	3-4	2	täglich	3 oder mehr
Frühe Lutealphase	1-2	1-2	täglich	3 oder mehr
Späte Lutealphase	1-2	1-2	täglich	3 oder mehr

Die meisten Kalorien und Kohlenhydrate werden nach dem Training zugeführt
Kohlenhydratreiche Mahlzeiten möglichst unmittelbar nach dem Training verzehren zur Förderung des Muskelwachstums und der Trainingsanpassung

Follikelphase (≈Tag 1-14)

> *Erhöhte Trainingshäufigkeit, intensives Training und erhöhte Nahrungsaufnahme*
> *Mehr essen und mehr trainieren: Gezielter Muskelaufbau von Unter- und Oberkörper und Straffung der Problemzonen*

- *Östrogen vorherrschend (Östrogen > Progesteron)*
  → Insulinempfindlichkeit steigt
- *verminderte Fettspeicherung*
- *mittelmäßige Fettverbrennung*
- *anabole (muskelaufbauende) Phase*

Die Follikelphase bietet gute Voraussetzungen für den Muskelaufbau (anabole Phase). Die Follikel produzieren Östrogene, wodurch der Östrogenspiegel in dieser Phase ansteigt. Der Progesteronspiegel liegt im Normalbereich und die Körpertemperatur im Mittel.

In der Follikelphase sind die Östrogenspiegel höher als die Progesteronspiegel. Östrogen erhöht die Insulinempfindlichkeit bei Frauen, während Progesteron die Insulinresistenz erhöht. Östrogen kann zur Muskelentwicklung beitragen, während Progesteron den Aufbau der Muskeln stören kann. Während der Follikelphase machen die meisten Frauen den größten Trainingsfortschritt.

In dieser Phase nimmt die Schmerzempfindlichkeit ab und Leistungsfähigkeit, Kraft und Ausdauer steigen. Der Körper nutzt zunehmend die Muskelglykogenspeicher, um die Muskeln während des Trainings mit Kraftstoff aufzufüllen.

Frühe Follikelphase (≈Tag 1-7)

Makro-Nährstoffaufnahme
(in Abhängigkeit vom Körperfettanteil bzw.
Kohlenhydrat- / Insulinempfindlichkeit)
30 % / 40 % / 30 %
(Proteine / Kohlenhydrate / Fett)
Tägliche Spaziergänge und besondere Aufmerksamkeit auf
Entspannung und Regeneration
Gezieltes Training der Gesäß- und Beinmuskulatur

- *niedrige Östrogenspiegel → niedrige alpha-Rezeptoren Aktivität → erleichterte Fettfreisetzung (besonders im Hüft-, Gesäß- und Oberschenkelbereich)*

Wie bereits erwähnt wird bei Frauen die Fettverbrennung im Hüft-, Gesäß- und Oberschenkelbereich durch die hohe Dichte an alpha-Rezeptoren im Fettgewebe verlangsamt. Östrogen verstärkt die Aktivität dieser alpha-Rezeptoren.

Von daher sind niedrige, absolute Östrogenspiegel am besten, um diese Bereiche gezielt anzusprechen. Die niedrigsten Östrogenspiegel des Zyklus kommen in der Woche vor und nach der Menstruation (späte Lutealphase und frühe Follikelphase). Zu intensives Training ist für manche Frauen in den ersten Tagen der Menstruation unangenehm. Die Trainingsintensität kann individuell entsprechend der Beschwerden angepasst werden. Bei erhöhten Menstruationsbeschwerden kann das Training durch lockeres Training, Yoga oder Stretching ausgetauscht werden.

Nach der Menstruation steigt das Energieniveau, der Trainingseffekt ist in dieser Phase extrem hoch. Intensive Trainingseinheiten, wie Krafttraining und HIIT zahlen sich besonders aus. Längere, moderate Trainingseinheiten können während der östrogendominanten Follikelphase von größerem Nutzen sein.

Trainingstag 1

Unterkörper & Bauch (45-60 Minuten)
Nach dem Training: *Entspannung & Erholung*

Trainingstag 2

Oberkörper & Bauch (45-60 Minuten)
Nach dem Training: *Entspannung & Erholung*

Trainingstag 3

HIIT – Laufstrecke (10 Minuten)
+ Ganzkörper 2 (20 Minuten)
Nach dem Training: *Entspannung & Erholung*

Trainingstag 4

Ganzkörper (45-60 Minuten)
Nach dem Training: *Entspannung & Erholung*

Trainingstag 5

HIIT – Fahrradergometer / Crosstrainer / Stepper (10 Minuten) + Unterkörper & Bauch (20 Minuten)
Nach dem Training: *Entspannung & Erholung*

Späte Follikelphase (≈Tag 8-14)

Makro-Nährstoffaufnahme
(in Abhängigkeit vom Körperfettanteil bzw. Kohlenhydrat- /
Insulinempfindlichkeit)
40 % / 30 % / 30 %
(Proteine / Kohlenhydrate / Fett)
Tägliche Spaziergänge

Optional: Intervallfasten an Ruhetagen
+ Training im Fastenzustand am nächsten Morgen
➔ Fettfreisetzung an den Problemzonen erhöhen

Beispiel:

Kaffee + BCAA's (+ Kokosöl / MCT-Öl) vor dem Training
HIIT-Training (10 Minuten) + Krafttraining (20 Minuten)
+ Spazierengehen (30-60 Minuten)

- *Östrogenspiegel steigt ➔ höhere alpha-Rezeptor Aktivität ➔ erschwerte Fettfreisetzung (besonders im Hüft-, Gesäß- und Oberschenkelbereich)*
- *Insulinempfindlichkeit steigt ➔ Muskelaufbau-Phase*

In der 2. Hälfte der Follikelphase steigt der Östrogenspiegel deutlich an. Die Anti-Stress Wirkung von Östrogen und Progesteron können den Stress ausgleichen. Das Langzeit-Kardiotraining ist wahrscheinlich die belastendste Trainingsmethode gemessen am Cortisolausstoß. Diese Art des Trainings kann sich auf den Muskelabbau auswirken.

Aus diesem Grund eignet sich das klassische Steady-State Kardiotraining besonders für die späte Follikelphase oder die beginnende Lutealphase (wenn das Östrogen noch hoch ist).

In diesen Phasen wirkt Östrogen dem Muskelabbau entgegen und Progesteron und Östrogen reduzieren die negativen Auswirkungen von Cortisol.

Gegen Ende der Follikelphase bis zum Eisprung erreicht der Östrogenspiegel seinen Höhepunkt und die Körpertemperatur steigt leicht an. In dieser Phase können die meisten Frauen Höchstleistungen erzielen, jedoch ist das erhöhte Verletzungsrisiko zu beachten.

Die Problemzonen können gegen Ende der Follikelphase nicht mehr so stark angesprochen werden, da der Östrogenspiegel das Maximum erreicht. Das Training kann somit stärker auf den Oberkörper ausgerichtet werden.

Trainingstag 1

Oberkörper (45-60 Minuten)
Nach dem Training: *Entspannung & Erholung*

Trainingstag 2

HIIT – Laufstrecke (10 Minuten)
+ Steady State Kardio-Training (20 Minuten)
Nach dem Training: *Entspannung & Erholung*

Trainingstag 3

Ganzkörper (45-60 Minuten)
Nach dem Training: *Entspannung & Erholung*

Trainingstag 4

Ganzkörper 2 (45-60 Minuten)
Nach dem Training: *Entspannung & Erholung*

Trainingstag 5

HIIT – Fahrradergometer / Crosstrainer / Stepper (10 Minuten) + Steady State Kardio-Training (20 Minuten)
Nach dem Training: *Entspannung & Erholung*

Lutealphase (≈Tag 15 -28)

> *Niedrige Trainingshäufigkeit und Low-Carb Ernährung*
> *An Trainingstagen: Normale Ernährung*
> *(Kohlenhydrate erhöhen)*
> *Entspannende Maßnahmen zum Stressausgleich & Stressab-*
> *bau (Yoga, Tai Chi, Meditation usw.)*
> *Weniger essen und weniger trainieren: Fett verbrennen und*
> *Muskulatur erhalten*

- *Progesteron vorherrschend (Progesteron > Östrogen)*
  → Insulinempfindlichkeit sinkt
- *katabole Phase (fettverbrennende & muskelabbauen-*
  de Phase)

Zu Beginn der Lutealphase finden sich hohe Östrogen- und Progesteronwerte, wobei Progesteron dominanter ist.

In dieser Phase verbraucht der Körper mehr Fett als Brennstoff und die Insulinempfindlichkeit ist am geringsten, weshalb auch die Kohlenhydrataufnahme reduziert werden sollte. In der Lutealphase sollte der Schwerpunkt auf die Fettverbrennung liegen.

Kurze, hochintensive Trainingseinheiten (Sprinttraining, HIIT) führen während der Progesteron dominierten Lutealphase zu einem stärkeren Nachbrenneffekt (Progesteron erhöht die Zuckerverbrennung während des Trainings).

In der Lutealphase wird jedoch generell empfohlen, sich mehr auf entspannende Aktivitäten zu konzentrieren. Besonders in der prämenstruellen Phase, wenn Progesteron und Östrogen deutlich abnehmen, fehlt die Anti-Cortisol-Wirkung beider Hormone. Der Stressabbau hat Vorrang.

Frühe Lutealphase (≈Tag 15 -21)

Makro-Nährstoffaufnahme
(in Abhängigkeit vom Körperfettanteil bzw. der Kohlenhydrate- / Insulinempfindlichkeit)
40 % / 20 % / 40 % oder 40 % / 10 % / 50 %
(Proteine / Kohlenhydrate /Fett)
Tägliche Spaziergänge

Optional: Die ersten Tage nach dem Eisprung:
Intervallfasten an Ruhetagen + Training im Fastenzustand am nächsten Morgen
➔ Fettfreisetzung an den Problemzonen erhöhen

Beispiel:

Kaffee + BCAA's (+ Kokosöl / MCT-Öl) vor dem Training
HIIT-Training (10 Minuten) + Krafttraining (20 Minuten)
+ Spazierengehen (30-60 Minuten)

Nach 14 Tagen wechselst du zu einer Low-Carb-Diät. Der Trainingsschwerpunkt liegt auf HIIT / Sprint-Intervallen (2 x / Woche). Insgesamt ist es ratsam, weniger intensiv zu trainieren und mehr auf eine normale Kalorienaufnahme zu achten sowie auf eine kohlenhydratreduzierte Ernährung (aufgrund abnehmender Östrogenspiegel). Mehr Aufmerksamkeit sollte auf entspannende Aktivitäten gelegt werden.

Viele entspannende und erholsame Aktivitäten wie Spaziergänge, Saunagänge, Tai Chi, Yoga. Bewegung und Training sollen ein hormonelles Gleichgewicht und Kaloriendefizit schaffen, um Fett zu verbrennen, aber den Muskelabbau zu minimieren. Das Energieniveau nimmt mit jedem Tag ab und auch die Reaktionsgeschwindigkeit, die Koordination und die Feinmotorik verschlechtern sich. Deshalb ist es empfehlenswert, die Trainingsintensität in dieser Zyklusphase zu reduzieren.

Trainingstag 1

HIIT – Fahrradergometer / Crosstrainer / Stepper (10 Minuten) + Steady State Kardio-Training (20 Minuten)

Trainingstag 2

HIIT – Laufstrecke (10 Minuten)
+ Steady State Kardio-Training (20 Minuten)
Nach dem Training: *Entspannung & Erholung*

Ruhetag 1

Yoga, Qi Gong, Tai Chi, Meditation

Trainingstag 3

HIIT – Laufstrecke (10-20 Minuten)
Nach dem Training: *Entspannung & Erholung*

Ruhetag 2

Yoga, Qi Gong, Tai Chi, Meditation

Späte Lutealphase / Prämenstruelle Phase (≈Tag 22 -28)

Makro-Nährstoffaufnahme
(in Abhängigkeit vom Körperfettanteil bzw. der Kohlenhyd-
rat- / Insulinempfindlichkeit)
40 % / 20 % / 40 % oder 40 % / 10 % / 50 %
(Proteine / Kohlenhydrate /Fett)
Tägliche Spaziergänge und besondere Aufmerksamkeit auf
Entspannung und Regeneration

- *katabole Phase: Fett- und Muskelverbrennung stark erhöht*
- *Insulinempfindlichkeit niedrig*
- *niedrige Östrogenspiegel → niedrige alpha-Rezeptoren Aktivität → erleichterte Fettfreisetzung (besonders im Hüft-, Gesäß- und Oberschenkelbereich)*

Die prämenstruelle Phase ist durch einen starken Rückgang von Östrogen und Progesteron gekennzeichnet. Progesteron bleibt aber vorherrschend.

Da Östrogen die Insulinempfindlichkeit der Frau erhöht und Östrogen und Progesteron Anti-Stress Hormone sind, vertragen Frauen Kohlenhydrate schlechter als in der Follikelphase. Besonders in der späten Lutealphase (prämenstruelle Phase) empfiehlt es sich, die Kohlenhydrate in Grenzen zu halten.

Bei einem PMS lassen sich Übungen wie Stretching und Gleichgewichtsübungen leichter umsetzen. Sie tragen dazu bei, die Schwere und Dauer des Syndroms zu reduzieren.

Aufgrund der niedrigen Östrogenspiegel könnte sich die prämenstruelle Phase zur gezielten Bekämpfung der Problemzonen als vorteilhaft erweisen. Bei leichten PMS-Beschwerden könnte man die Trainingshäufigkeit erhöhen.

PMS Verlangen:

Östrogen und Progesteron besitzen Rezeptoren im Gehirn. Der drastische Abfall von Östrogen und Progesteron in der prämenstruellen Phase beeinflusst die Neurochemie, einschließlich der Neurotransmitter Serotonin, GABA und Dopamin. Dies kann zu verstärkten Anfällen von Heißhunger führen und der Wunsch nach ungesunden, zuckerhaltigen Lebensmitteln kann zunehmen. Ein Mangel an Serotonin kann die Reizbarkeit erhöhen. Kohlenhydrate sorgen für eine schnelle Freisetzung von Serotonin.

Zur Vorbeugung von Heißhungerattacken empfiehlt sich die Einnahme von Kakao und BCAA's / Proteinshakes. Kakao erhöht sowohl Dopamin als auch Serotonin und BCAA's erhöhen GABA. BCAA's können Muskelabbau verhindern und Hungerattacken eindämmen.

---

1 Esslöffel Bio-Kakaopulver (ungesüßt) in heißem Wasser
1 bis 5 Gramm BCAA Pulver auf leeren Magen 4-mal täglich
(2-mal: jeweils vor und nach dem Training)

Ruhetag 1

Yoga, Qi Gong, Tai Chi, Meditation

Trainingstag 2

HIIT – Fahrradergometer / Crosstrainer / Stepper (10-20 Minuten)
Nach dem Training: *Entspannung & Erholung – Stretching / Mobility Training (20 Minuten)*

Ruhetag 2

Yoga, Qi Gong, Tai Chi, Meditation

Ruhetag 3

Progressive Muskelentspannung

ABSCHLIESSENDE WORTE

Ganz gleich, ob Birne oder Apfel. Letztendlich muss jeder selbst den optimalen Trainings- und Ernährungsplan für sich finden.

Es wird Zeit, dass wir erkennen, dass es keinen Universalplan gibt. Jede Frau reagiert individuell auf körperliche Aktivität und Ernährung. Um die Einzigartigkeit zu beurteilen, muss man in Harmonie mit seinem Körper sein.

Manche haben schlanke Oberkörper und sind nicht in der Lage, Fett an Hüfte, Oberschenkel und Gesäß zu reduzieren, während andere schlanke Arme und Beine haben und fast das gesamte Körperfett in der Mitte des Körpers tragen.

Die Vorstellung, dass die Nahrung einen Einfluss darauf hat, wie man sich fühlt – energiegeladen oder erschöpft, launisch oder glücklich, hungrig oder gesättigt, krank oder gesund – ist vielen Menschen völlig fremd.

Um zu verstehen, wie sich Nahrung und Bewegung auf einen auswirken, sollte man sich fragen:

Welche Lebensmittel oder Trainingsformen wirken sich positiv auf meinen Fettabbau aus?

Wie sehe ich aus, fühle und funktioniere ich nach dem Essen oder Trinken?

Bin ich heute müde oder munter?
Was habe ich gegessen oder getan, dass mich so fühlen lässt?

Wie fühle ich mich, wenn ich Kohlenhydrate anstelle von Eiweiß oder Fett zu mir nehme?

Es geht darum herauszufinden, was für dich funktioniert. Es gibt keinen richtigen Weg, sondern nur das, was auch für dich funktioniert.

Eine gesunde Ernährung ist nicht gleichbedeutend mit dem Fettabbau. Viele Menschen glauben, dass sie Fett verlieren, wenn sie sich gesund ernähren. Die meisten Menschen behaupten, dass sie sich gesund ernähren. Die Erklärung dafür ist, dass viele Menschen die gesundheitsfördernde Bedeutung ihrer Ernährung überschätzen. Gesunde Ernährung und Fettabbau sind nicht dasselbe.

Eine gesunde Ernährung verbrennt nicht unbedingt Fett. Es gibt eine Vielzahl von Lebensmitteln, die gesund sind – also hohe Mengen an Vitaminen und Mineralstoffen sowie gesunde Ballaststoffe oder gute Fette enthalten – aber wenig zur Fettverbrennung beitragen.
Zwar sind einige Menschen in der Lage, effektiv Fett zu ver-

lieren, während sie sich gesund ernähren, aber anfällige Menschen können feststellen, dass der Fettabbau ausbleibt.

Diese Nahrungsmittel umfassen u. a. Milchprodukte, Soja, Nüsse, Früchte mit höherem glykämischen Index und Vollkornprodukte. Es bestehen jedoch Möglichkeiten, den Figurtyp durch gezielte Ernährungs- und Trainingsstrategien zu verändern.

Die hormonelle Situation und der Stoffwechsel des Apfel-Typs unterscheiden sich von der des Birnen-Typs. Durch das Verständnis der hormonellen Mechanismen in unserem Körper und deren Einfluss auf unser Aussehen, können wir gezielt Veränderungen vornehmen.

Betrachtet man die verschiedenen Körperformen von Männern und Frauen und die bekannten klinischen Auswirkungen des Hormonersatzes auf Männer, Frauen und Transgender, so lassen sich deutliche Hinweise auf den Einfluss der Hormone auf unser Erscheinungsbild nachweisen.

Die Körperform eines Menschen kann einen Einblick in die hormonelle Zusammensetzung ermöglichen. Dieser Aspekt ist von großer Bedeutung und wird weiterentwickelt, um die hormonellen Auswirkungen auf die Körperform noch besser zu verstehen.

Der Apfel-Typ hat in der Regel einen erhöhten Cortisol- und Insulinspiegel. Das bedeutet, dass der Stressabbau für diesen Körpertyp von entscheidender Bedeutung ist. Dauerhaft erhöhter Stress führt zwangsläufig zum Konsum ungesunder, Insulin fördernder Lebensmittel.

Zusammen mit erhöhtem Cortisol führt dies vor allem zu einer Fettansammlung in der Bauchhöhle, so dass das Fett bei Bedarf schnell bereitgestellt werden kann.

Weniger ist mehr: Zu viele körperliche Aktivität, extreme Diäten oder Fasten können den Stress erhöhen. Dieser Stoffwechsel-Typ reagiert empfindlicher auf Stress, daher ist Vorsicht geboten bei allem, was den Stress erhöhen könnte.

Die richtige Mischung aus Entspannung und anstrengendem Training ist der Schlüssel zum Erfolg. Intervallfasten, kohlenhydratarme oder ketogene Diäten können zwar ein sehr wirksames Mittel sein, müssen aber mit Bedacht gewählt werden, weil sie die Stressbelastung möglicherweise verschärfen.

Birnen-Typen haben häufig erhöhte Östrogenspiegel und können das hartnäckige Fett aus dem Unterkörper nur schwer verbrennen. Intervallfasten und Training können sehr effektive Methoden sein, um die Freisetzung von Fett aus diesen Körperregionen zu maximieren. HIIT- und Krafttraining im nüchternen Zustand verstärken die einzigartige Auslöseschwelle für die Freisetzung von HGH und Testosteron.

Darüber hinaus können Birnen-Typen besonders von einer Anpassung des Trainingsplans und einer Ernährungsumstellung im Rahmen der monatlichen Zyklusschwankungen profitieren. So können die hartnäckigen Körperbereiche gezielt bekämpft und der Fettabbau und Muskelaufbau entscheidend vorangetrieben werden.

Ich wünsche dir viel Erfolg bei der Umsetzung und Verwirklichung deiner Ziele. Ich kann aus meiner praktischen Erfahrung mit Sicherheit bestätigen, dass die Erreichung deiner Wunschfigur einfacher ist, als erwartet. Es bedarf einer individuellen Strategie unter Berücksichtigung des Figurtyps, des Lebensstils und der persönlichen Wünsche.

TRAININGSPLÄNE

Du kannst den Trainingsplan deinen Bedürfnissen anpassen und auch bei den Wiederholungs-, Satz- und Pausen-Schemata Veränderungen vornehmen. Beim Tempo haben sich langsame, exzentrische Bewegungen und explosionsartige konzentrische Bewegungen bewährt. Wichtig ist die Qualität der Bewegungsausführung.

Beispiel:

Übung 1 (Supersatz: Übung: Klimmzüge (1A) + Military Press (1B))
Übung 1A
Keine Pause
Übung 1B
60 Sekunden Pause
(**4 Sätze** insgesamt)

Übung 1A – Wiederholungs-Schema (Wdh.): 8-8-8-8
Übung 1B – Wiederholungs-Schema (Wdh.): 12-12-12-12
Satz 1: **8/12**   Pause: 60
Satz 2: **8/12**   Pause: 60
Satz 3: **8/12**   Pause: 60
Satz 4: **8/12**   Pause: 60
Wiederholung (1A)
Tempo **4-0-1-0**:

Phase 1 (exzentrische Bewegung):   **4** Sek.
Phase 2 (Dehnung)   **0** Sek. (keine Pause)
Phase 3 (konzentrische Bewegung):   **1** Sek.
Phase 4 (Kontraktion)   **0** Sek. (keine Pause)

Wiederholung (1B)
Tempo **2-0-1-0**:

Phase 1 (exzentrische Bewegung):   **2** Sek.
Phase 2 (Dehnung)   **0** Sek. (keine Pause)
Phase 3 (konzentrische Bewegung):   **1** Sek.
Phase 4 (Kontraktion)   **0** Sek. (keine Pause)

Muskelaufbau

Oberkörper & Bauch

Nr.	Übung	Sätze	Wdh.	Tempo	Pause
1A	Klimmzüge* (assistiert)	4	8	4010	-
1B	Military Press		12	2010	60
2A	Dips (assistiert)*	4	8	4010	-
2B	Rudern Untergriff (Seilzug)		12	2010	60
3A	Liegestütze	4	10	4010	-
3B	Reverse Butterflys (Kurz-hantel)		10	2010	60
4B	Bauch-Twist	4	20	2010	-
4C	Plank / Untearmstütz**		-	-	45

* Sollten dir Klimmzüge / Dips zu schwer fallen, kannst du sie an der Maschine (assistiert) oder mit Hilfe eines Rubberbands durchführen. Besonders bei Klimmzügen ist es wichtig, sich langsam abzusenken, um Fortschritte zu erzielen (in diesem Beispiel 6 Sekunden).
** 30-60 isometrisch halten, Gesäß- und Bauchmuskulatur maximal anspannen (Bauch einziehen)

Unterkörper & Bauch

Nr.	Übung	Sätze	Wdh.	Tempo	Pause
1A	Kniebeuge*	5	15-12-10-10-10	4010	60
2A	Donkey Kicks	5	10	3010	
2B	Step Ups		10	3010	60
3A	Einbeiniges Kreuzheben	5	10	3010	
3B	Ausfallschritte (Gerader Oberkörper)		12	3010	60
4A	Hängendes Beinheben**	4	10	3012	
4B	Bauchroller	4	10	3010	45

* Satz 1: 15 Wdh.   Satz 2: 12 Wdh.   Satz 3 bis 5: 10 Wdh.
** Für 2 Sekunden in der maximalen Kontraktion (Beinhebung) halten

Oberkörper

Nr.	Übung	Sätze	Wdh.	Tempo	Pause
1A	Klimmzüge* Obergriff (assistiert)	3	7	60X0	-
1B	Rudern Parallelgriff (Seilzug)		12	2010	60
2A	Dips (assistiert)*	4	8	4010	-
2B	Liegestütze**		10	4010	60
3A	Langhantel-Rudern Untergriff	3	8	4010	-
3B	Latziehen (gestreckte Arme)		8	4010	-
3C	Überzüge		15	2010	60
4A	Military Press	4	15-12-10-10	4010	45

* Falls dir Klimmzüge/Dips noch zu schwer fallen, kannst du assistierte Klimmzüge machen an der Maschine oder unterstützt durch ein Rubberband). Gerade bei Klimmzügen ist es sehr wichtig sich langsam herabzulassen, um Fortschritte zu erzielen (in diesem Beispiel 6 Sekunden)
** Das gleiche gilt für Liegestütze. Indem du deine Knie auf den Boden ablegst oder deine Hände auf eine höhere Position platzierst (z. B. einer Bank) vereinfachst du die Übung und schaffst die angestrebten Wiederholungen

Ganzkörper

Nr.	Übung	Sätze	Wdh.	Tempo	Pause
1	Kreuzheben	5	15-12-10-10-10	4010	60
2	Klimmzüge - weiter Obergriff (assistiert)	4	12	4010	45
3A	Glute-Ham Raises	4	7	3020	-
3B	Glute-Bridges*	4	7	2013	60
4	Reverse Hypers	4	10	4010	45
5	Ausfallschritte (vorgeneigt)	3	15	2010	45
6	Plank / Unterarmstütz**	3	-	-	30

* Am Endpunkt isometrisch halten für 3 Sekunden
** 30-60 isometrisch halten, Gesäß- und Bauchmuskulatur maximal anspannen (Bauch einziehen)

Ganzkörper 2

Nr.	Übung	Sätze	Wdh.	Tempo	Pause
1	Bankdrücken	4	15-12-10-10	4010	60
2A	Butterfly (Kurzhantel)	4	10	4010	-
2B	Reverse Flys* (Kurzhantel)	4	10	3012	60
3	Kettlebell Swing (kniebeugende)	4	10	2010	45
4	Seitheben**	4	10	2013	45
5	Abduktion am Kabelzug	4	12	2010	45

* Am Endpunkt isometrisch halten für 2 Sekunden
** Am Endpunkt isometrisch halten für 3 Sekunden

HIIT – High Intensity Interval Training

HIIT –Fahrradergometer / Crosstrainer / Stepper

Ablauf	Intensitätslevel (1 - 10)	Dauer
Aufwärmen	3	5-10 Min.
Intervalle (15-30)	**Je nach Konditionierungsgrad**	
Sprint (moderat bis intensiv)	5-8	8 Sek.
Erholung (weiter treten)	1-3	12 Sek.
Abwärmen	1-3	5 Min.

HIIT – Laufstrecke

Ablauf	Intensitätslevel (1-10)	Dauer
Aufwärmen	3	5 Min.
Laufen	5	
Laufen (Slow Motion)	1-3	1 Min.
Durchgänge (1-3)	**Je nach Konditionierungsgrad**	
Sprint (moderat bis hochintensiv)	5-10	20 Sek.
Laufen (Slow Motion)	1-3	Erholungszeit
Sprint (moderat bis hochintensiv)	5-10	30 Sek.
Laufen (Slow Motion)	1-3	Erholungszeit
Sprint (moderat bis hochintensiv)	5-10	40 Sek.
Laufen (Slow Motion)	1-3	Erholungszeit
Sprint (moderat bis hochintensiv)	5-10	60 Sek.
Laufen (Slow Motion)	1-3	Erholungszeit
Sprint (moderat bis hochintensiv)	5-10	
Abwärmen	1-3	5

Entspannung & Erholung

Speziell nach einem intensiven Training sollten 1-2 entspannende Aktivitäten folgen. Das sind Aktivitäten, die darauf abzielen, den Körper zu entspannen, wiederherzustellen und zu erneuern, indem sie das Nervensystem wieder ausgleichen und die Stresshormone senken.

- *Massage*
- *Selbstmassage (z. B. mit Schaumstoffrollen)*
- *Stretching*
- *Kontrastduschen (abwechselnd warmes und kaltes Wasser)*
- *Sauna-Therapie*
- *Thermalbäder*
- *Heiße Bäder (insbesondere mit Bittersalz, Meersalz oder Himalaya-Salz)*
- *Spa-Behandlungen (Maniküre, Pediküre)*
- *Körperliche Zuneigung & Sex (das „Kuschelhormon" Oxytocin hat eine entspannende, stresslösende Wirkung, indem es Cortisol verringert)*
- *Spaziergänge und erholsame Aktivitäten in der Natur*
- *Mittagsschlaf / Nickerchen*
- *Entspannende Musik*

Entspannungstechniken

Progressive Muskelentspannung

Jacobson hat diese Methode entwickelt, nachdem er feststellte, dass sich starke Muskelverspannungen negativ auf die psychische Gesundheit auswirken. Eine Verringerung der Muskelspannung hat eine positive Wirkung auf Körper, Geist und Seele gezeigt. Bei chronischen Rückenschmerzen, Migräne und Stress ist der Erfolg dieser Methode nachgewiesen. Vor allem bei einer Bürotätigkeit bzw. stundenlanger Arbeit vor dem PC ist dies eine gute Maßnahme, um Verspannungen und Stress abzubauen.

Autogenes Training

Dieses Training basiert auf Autosuggestion. Du versetzt dich in einen Entspannungszustand, indem du dich selbst und dein subjektives Gefühl mit bestimmten Sätzen beeinflusst Die Folge ist, dass du wesentlich entspannter wirst, Kopfschmerzen abklingen, und du lernst loszulassen bzw. die Gedanken nicht mehr so schnell an dich herankommen zu lassen.

Yoga, Qi Gong, Tai Chi, Meditation

Mit den verschiedenen Formen von Yoga können
Stressabbau, körperliche und geistige Gesundheit ge-
fördert werden. Qi Gong oder Tai Chi sind meditative
Bewegungsformen zur Steigerung der Energie, die für
alle Menschen geeignet sind. Es gibt Meditationen in all
ihren Formen für diejenigen, die sich gerne zurückzie-
hen, Ruhe und Einkehr suchen. Eine stille oder geführte
Meditation ist wie eine Reise zu sich selbst, sie hilft
Kraft und Energie zu schöpfen, Lösungen zu erkennen,
Selbstheilungskräfte zu aktivieren. Auch während eines
Spaziergangs solltest du auf eine tiefe, rhythmische
Atmung achten.

HAFTUNGSAUSSCHLUSS

Das Buch ist nach bestem Wissen und Gewissen verfasst worden. Die Inhalte wurden mit großer Sorgfalt geprüft und aufbereitet. Eine Garantie oder Gewähr für die Vollständigkeit, Richtigkeit und Aktualität der Inhalte kann jedoch nicht übernommen werden. Die Inhalte dieses Buches stellen die persönliche Erfahrung und Meinung des Autors dar und dienen der Unterhaltung. Die Inhalte dürfen nicht mit medizinischer Hilfe verwechselt werden. Es wird keine rechtliche Verantwortung oder Haftung übernommen, die sich aus kontraproduktiven Handlungen oder aus Fehlern des Lesers ergäben. Eine Haftung für Personen-, Sach- und Vermögensschäden ist daher ausgeschlossen. Eine Erfolgsgarantie kann auch nicht ausgesprochen werden. Der Autor übernimmt daher keine Verantwortung für das Nicht-Erreichen der im Buch beschriebenen Ziele.

IMPRESSUM

© Alina Koch 2018
Personal Training
1. Auflage Alle Rechte vorbehalten.
Nachdruck – auch auszugsweise – verboten.
Kein Teil dieses Werkes darf ohne die schriftliche Geneh-migung des Autors in irgendeiner Form reproduziert, vervielfältigt oder verbreitet werden.
Kontakt: Masiar Mahdavi/Hallerstr. 3c/20146 Hamburg – Coverfoto: depositphotos.com